Deleschamps

-

Memento

du

Pharmacien

-

1855

-

MEMENTO

DU PHARMACIEN

OU

RÉUNION SUR DIX TABLEAUX

SPÉCIAUX ET NUMÉROTÉS

DES NOTIONS PHARMACEUTIQUES, TOXICOLOGIQUES, CHIMIQUES
ET MÉDICALES QU'IL EST INDISPENSABLE
ET PRÉCIEUX DE POUVOIR CONSULTER A CHAQUE INSTANT
AVEC LA PLUS GRANDE PROMPTITUDE
ET SECRÈTEMENT, PENDANT LA PRÉPARATION, LA VENTE DES MÉDICAMENTS
ET L'EXÉCUTION DES PRESCRIPTIONS DES MÉDECINS

Et devant contribuer beaucoup à empêcher les erreurs en pharmacie

PAR

J.-M. DELESCHAMPS

PHARMACIEN

Ancienne maison de M. Chevallier, membre de l'Académie et professeur à l'École de pharmacie

PLACE DU PONT SAINT-MICHEL, A PARIS

PARIS

TYPOGRAPHIE DE GAITTET ET Cie

7, RUE GÎT-LE-CŒUR

—

1855

ORDRE DES TABLEAUX :

En offrant à nos confrères ce *Memento du Pharmacien*, nous n'avons jamais eu la prétention de les instruire; le *Codex* et les ouvrages de nos maîtres sont faits pour cela, ce sont eux qui nous ont servi à faire cet ouvrage, que nous avons eu l'honneur d'annoncer à la Société de pharmacie il y a plusieurs années, et duquel nous n'avons conçu l'idée qu'en vue d'être utile à notre profession; car l'expérience nous l'a prouvé, ce *Memento* sera précieux pour les élèves, et souvent consulté par les pharmaciens.

Les dix Tableaux se vendent également collés sur des cartons, numérotés, mobiles, et classés par ordre dans une jolie boîte de bois peint, fermant à secret, pouvant se placer partout, et de laquelle on retire avec toute facilité le Tableau que l'on désire consulter.

Prix de la Boîte contenant les 10 Tableaux :

TABLEAU N° 1.

MEMENTO DU PHARMACIEN.

Abrégé du Règlement sur la vente des substances vénéneuses

Les contraventions aux ordonnances portant règlement d'administration publique sur la vente, l'achat et l'emploi des substances vénéneuses, seront punies d'une amende de 100 fr. à 3000 fr., et d'un emprisonnement de six jours à deux mois, sauf application, s'il y a lieu, de l'article 463 du Code pénal.

SUBSTANCES VÉNÉNEUSES DÉSIGNÉES PAR LE DÉCRET DU 8 JUILLET 1850.

Acide cyanhydrique ou prussique.
Alcaloïdes végétaux vénéneux et leurs sels.
Arsenic et ses préparations.
Belladone, extrait et teinture.
Cantharides entières, poudre et extrait.
Chloroforme.
Ciguë, extrait et teinture.
Cyanure de mercure.
Cyanure de potassium.
Digitale, extrait et teinture.
Émétique
Jusquiame, extrait et teinture.
Nicotiane.
Nitrate de mercure.
Opium et son extrait.
Phosphore.
Pâte phosphorée (ne se délivre que sur demande écrite et signée de l'acheteur.)
Seigle ergoté.
Stramonium, extrait et teinture.
Sublimé corrosif.

Les substances vénéneuses doivent toujours être tenues, par les commerçants, fabricants, manufacturiers et pharmaciens, dans un endroit sûr et fermé à clé.

La vente desdites substances vénéneuses ne peut être faite pour l'usage de la médecine que par les pharmaciens, et sur la prescription d'un médecin, chirurgien, officier de santé, ou d'un vétérinaire breveté. Cette prescription doit être signée, datée, et énoncer en toutes lettres la dose desdites substances, ainsi que le mode d'administration du médicament.

Les pharmaciens transcriront lesdites prescriptions, avec les indications qui précèdent, sur un registre établi dans la forme déterminée par le paragraphe 1er de l'article 3.

Paragraphe 1er de l'article 3. — « Tous les achats ou ventes de substances vénéneuses seront inscrits sur un registre spécial, coté et paraphé par le maire ou par le commissaire de police.

« Les inscriptions seront faites de suite et sans aucun blanc, au moment même de l'achat ou de la vente.

« Elles indiqueront l'espèce et la quantité de substances achetées ou vendues, ainsi que les noms, profession et domicile des vendeurs ou des acheteurs.

« Les transcriptions devront être faites de suite et sans aucun blanc. Les pharmaciens ne rendront les prescriptions que revêtues de

TABLEAU N° 1 (*suite*). MEMENTO DU PHARMACIEN. Abrégé du Règlement sur la vente des substances vénéneuses.

leur cachet, et après y avoir indiqué le jour où les substances auront été livrées, ainsi que le numéro d'ordre de la transcription sur le registre.

« Ledit registre sera conservé pendant vingt ans au moins, et devra être représenté à toute réquisition de l'autorité.

« Avant de délivrer la préparation médicale, le pharmacien y apposera une étiquette indiquant son nom et son domicile, et rappelant la destination interne ou externe du médicament.

« L'arsenic et ses composés ne pourront être vendus pour d'autres usages que la médecine, que combinés avec d'autres substances. »

SAVOIR :

Pour détruire les animaux. — Suif, 1000 p.; farine, 1000 p.; arsenic, 100 p.; noir de fumée, 10 p.; essence d'anis, 1 p.; f. s. l'art.

Pour conserver les dépouilles d'animaux. — Arsenic, 320 p.; carbonate de potasse, 120 p.; eau distillée, 320 p.; savon de Marseille, 320 p.; chaux vive en poudre, 40 p.; camphre, 10 p.; f. s. l'art.

Poudre pour bains de Tessier. — Arsenic, 2 kilog.; protosulfate de fer, 20 kilog.; peroxyde de fer anhydre, 800 gram.; poudre de gentiane, 400 gram.; f. s. l'art.

Pour un bain de Tessier. — Prenez : poudre pour bains de Tessier, 11kilog,600; eau 100 lit.; f. s. l'art.

Pour lotion de Tessier. — Prenez : poudre pour bains de Tessier, 1 kilog.; eau ordinaire, 10 lit.; f. s. l'art.

Poudre caustique. — Arsenic, 10 gram.; deutosulfure de mercure, 60 gram.; sangdragond, 1gram,2 délayés dans l'eau gommée. Cette poudre sert à confectionner des bouillies ou des pâtes caustiques.

Pommade cathérétique. — Arsenic, 4 gram.; sulfure rouge de mercure, 2 gram.; axonge, 32 gram.; f. s. l'art.

Liqueur de Fowler. — Arsenic, 5 gram.; carbonate de potasse, 5 gram.; eau, 500 gram.; f. s. l'art.

« En livrant cette liqueur, on devra y mélanger une demi-partie d'une solution faite avec racine de gentiane, 4 gram.; eau, 250 gram.; f. s. l'art.

« Les préparations arsénicales ne pourront être vendues ou délivrées que par les pharmaciens, et seulement à des personnes connues et domiciliées.

« Les quantités livrées, ainsi que le nom et le domicile des acheteurs, seront inscrits sur le registre spécial, dont la tenue est obligatoire.

« La vente et l'emploi de l'arsenic et de ses composés sont interdits pour le chaulage des grains, l'embaumement des corps et la destruction des insectes.

« Indépendamment des visites qui doivent être faites en vertu de la loi, les maires ou commissaires de police, assistés, s'il y a lieu, d'un docteur en médecine désigné par le préfet, s'assureront de l'exécution des dispositions de la présente ordonnance. Ils visiteront, à cet effet, les officines des pharmaciens, les boutiques et magasins des commerçants et manufacturiers vendant ou employant lesdites substances; ils se feront représenter les registres mentionnés plus haut, et constateront les contraventions. »

Paris. — Typographie de Gaittet et Cie, rue Git-le-Cœur, 7.

TABLEAU N° 2.

MEMENTO DU PHARMACIEN.

Renseignements sur les poids et mesures pharmaceutiques

LE LITRE (MESURE DE CAPACITÉ).

L'unité de mesure de capacité est le décimètre cube, 10 centimètres sur chacune des six faces se nomme litre; il se multiplie et se divise de la manière suivante :

Le kilolitre	égale	1000	litres.	
L'hectolitre	»	100	»	
Le décalitre	»	10	»	
Le litre	»	1000	grammes d'eau distillée.	
Le décilitre	»	100	»	(la 10e partie du litre).
Le centilitre	»	10	»	(la 100e »).
Le millilitre	»	1	»	(la 1000e »).

LE GRAMME (MESURE DE PESANTEUR).

L'unité de mesure de pesanteur est le gramme, il représente le poids d'un centimètre cube d'eau distillée; il se multiplie et se divise de la manière suivante :

Le kilogramme	égale	1000gr.,00
L'hectogramme	»	100 ,00
Le décagramme	»	10 ,00
Le gramme	»	1 ,00 (ou 20 grains).
Le décigramme	»	0 ,10 (ou 2 grains).
Le centigramme	»	0 ,01 (ou 1/5 de grain).
Le milligramme	»	la millième partie du gramme, (ou un 50e de grain).

RAPPORTS APPROCHÉS DE LA LIVRE ANCIENNE

avec les grammes actuels suivis dans le Codex.

Une livre (seize onces) égale 500 gr.

15	onces	égalent	470	grammes.
14	»	»	440	»
13	»	»	407	»
12	»	»	380	»
11	»	»	350	»
10	»	»	320	»
9	»	»	282	»
8	»	»	250	»
7	»	»	220	»
6	»	»	192	»
5	»	»	160	»
4	»	»	125	»
3	»	»	96	»
2	»	»	64	»
1	»	»	32	»

1 scrupule égale 12 déc. ou 24 grains.
1 grain égale 5 cent. ou 50 milligr.
Pour une demie, un quart, un huitième de grain, pesez 1 grain ou 5 centigrammes de la substance, et partagez en parties voulues.

RAPPORTS EXACTS DE LA LIVRE ANCIENNE

avec les grammes actuels.

Une livre égale 500 grammes.

15	onces	égalent	468gr.	,750	millig.
14	»	»	437	,500	—
13	»	»	406	,250	—
12	»	»	375	,000	—
11	»	»	343	,750	—
10	»	»	312	,500	—
9	»	»	281	,250	—
8	»	»	250	,000	—
7	»	»	218	,750	—
6	»	»	187	,500	—
5	»	»	156	,250	—
4	»	»	125	,000	—
3	»	»	93	,759	—
2	»	»	62	,500	—
1	»	»	31	,250	—
1	gros	»	3	,900	—
1	scrupule	»	1	,300	—
1	grain	»	0	,054	—

Paris. — Typographie de Gaittet et Cie, rue Git-le-Cœur, 7.

TABLEAU N° 2 (*suite*).

MEMENTO DU PHARMACIEN.

Renseignements sur les poids et mesures pharmaceutiques.

RAPPORT DES MESURES ANCIENNES

AVEC LES GRAMMES ACTUELS.

La pinte ancienne	contient en eau distillée...		931gram.	,000millígr.
La bouteille ordinaire à vin	»	» ...	750	,000
La chopine	»	» ...	466	,000
Le demi-setier	»	» ...	233	,000
Le poisson	»	» ...	116	,000
La verrée d'eau	»	» ...	157	,000
La cuillerée à soupe	»	» ...	20	,000
La cuillerée à café	»	» ...	5	,000

DIFFÉRENCE DE PESANTEUR ENTRE DIVERS LIQUIDES.

MESURE D'UN LITRE.

Un litre d'eau distillée pèse........................	1000gram.	,000millígr.
Un litre d'alcool à 33° Cartier pèse..................	863	,000
Un litre d'acide sulfurique à 66° pèse................	1847	,000
Un litre d'huile d'amandes douces pèse..............	917	,000

POIDS ÉTRANGERS APPROCHÉS,

USITÉS DANS LES PHARMACOPÉES ANGLAISES, ALLEMANDES, ITALIENNES, RUSSES ET PRUSSIENNES.

La livre	égale 12 onces ou......................	373gram.	,000millígr.
L'once	» 8 dragmes ou....................	31	,000
Le dragme	» 3 scrupules ou..................	3	,800
Le scrupule	» 20 grains ou......................	1	,250
Le grain	»	0	,063

SIGNES ET ABRÉVIATIONS

USITÉS DANS LES FORMULES.

K.	signifie	kilogramme ou milligramme.
℔.	»	la livre, ou 500 grammes.
℥.	»	l'once, ou 32 grammes.
ʒ.	»	le gros, ou 4 grammes.
℈.	»	le scrupule, ou 12 décigrammes.
Gr.	»	le grain, ou 5 centigrammes.
R.	»	recipe, prenez.
F,S,A.	»	faite selon l'art.
M.	»	misce, mêlez.
Div.	»	divisez.
Solv.	»	dissolvez.
Man.J.	»	une manipule ou poignée.
Pugil.j.	»	pincée avec les trois premiers doigts.
Cyal.j.	»	verrée.
Cochh.j.	»	cuillerée à soupe.
Gou.	»	goutte.
Anaou aâ.	»	de chaque.
Qs. ou Sq.	»	suffisante quantité.
Qv.	»	ce que vous voudrez.
Pil.	»	pilule.
Pot.	»	potion.
Pul.	»	poudre.
Tinct.	»	teinture.
B.	»	demi.

CHIFFRES

ROMAINS.

I	égale	1
II	»	2
III	»	3
IV	»	4
V	»	5
VI	»	6
VII	»	7
VIII	»	8
IX	»	9
X	»	10
XI	»	11
XIV	»	14
XVI	»	16
XIX	»	19
XX	»	20
XXX	»	30
XL	»	40
XLI	»	41
L	»	50
C	»	100
D	»	500
M	»	1000

TABLEAU N° 3.

MEMENTO DU PHARMACIEN.

Principaux réactifs de Médicaments dangereux.

1. Acide chlorhydrique. — Fumées blanches à l'air, par le nitrate d'argent, précipité blanc caillebotté, insoluble dans l'acide nitrique même concentré et bouillant, soluble dans l'ammoniaque.

2. Acide citrique. — Sur les charbons ardents, noircit en répandant une vapeur blanche et irritante, il ne précipite pas l'eau de chaux ni les sels de potasse.

3. Acide cyanhydrique. — Odeur d'essence d'amandes amères, donne avec le nitrate d'argent un précipité blanc soluble dans l'acide nitrique concentré et bouillant.

4. Acide nitrique. — Avec le cuivre, il dégage des vapeurs rutilantes suffocantes; avec la potasse, il forme le nitrate de potasse qui fuse sur les charbons ardents.

5. Acide oxalique. — Sur les charbons ardents, il brûle avec vapeur blanche très-irritante, sans laisser de résidu charbonneux, il précipite en blanc les sels de chaux, de plomb et d'argent.

6. Acide phosphorique. — Chauffé au rouge dans une capsule, il se vitrifie sans se décomposer, il précipite en blanc les sels de chaux, de plomb, et donne avec les sels d'argent un précipité blanc ou jaune, soluble dans l'acide nitrique.

7. Acide sulfurique. — Avec les sels de baryte, précipité blanc insoluble dans les acides (excepté l'acide sulfurique concentré et bouillant), il précipite en blanc les sels de plomb; ce précipité se redissout dans l'acide nitrique.

8. Acide tartrique. — Sur les charbons ardents, il fond, noircit avec vapeur blanche, à odeur de sucre brûlé; uni en excès à la potasse, il forme un précipité grenu abondant.

9. Alun. — Sulfate d'alumine et de potasse, blanc, saveur astringente; chauffé, il se boursouffle et forme un résidu poreux, l'ammoniaque et la potasse forment dans sa dissolution un précipité gélatineux, lequel précipité est redissous par un excès de potasse.

10. Angusture fausse, écorce. — La face interne ou la cassure rougissent par le contact de l'acide nitrique, ce qui n'a pas lieu avec l'angusture vraie.

11. Antimoine. — Les sels solubles d'antimoine sont blancs, très-caustiques, saveur astringente; dans l'eau, ils forment un précipité blanc qui est soluble dans un excès de potasse; avec les hydrosulfates, ils donnent un précipité jaune orange.

12. Argent. — Les sels solubles d'argent sont blancs, d'une saveur métallique, caustiques, avec l'acide hydrochlorique ou les chlorures; précipité blanc insoluble dans les acides et soluble dans l'ammoniaque.

13. Baryte. — Les sels solubles sont blancs, d'une saveur fraîche, piquante, puis âcre; par l'acide sulfurique ou les sulfates, donnent un précipité blanc, insoluble dans les acides. Ils colorent en jaune la flamme de l'alcool.

14. Arsenic ou acide arsénieux. — Est blanc, d'une saveur âpre, sur les charbons ardents, dégage une vapeur blanche à odeur d'ail; avec l'acide sulfhydrique, précipité jaune soluble dans l'ammoniaque.

15. Bismuth. — Les sels solubles sont blancs, saveur acide, astringente, âcre; dissous dans l'eau, ils forment un précipité blanc qui ne se redissout pas par un excès de potasse; avec les hydrosulfates, ils donnent un précipité noir. Une lame de fer décapée précipite le bismuth sous forme de poudre noire, abondante et spongieuse.

16. Brucine. — Par l'acide nitrique, coloration en rouge de sang qui passe bientôt au rouge orange, et qui devient violet par l'ad-

TABLEAU N° 3 (*suite*).

MEMENTO DU PHARMACIEN.

Principaux réactifs de Médicaments dangereux.

dition d'une solution de protochlorure d'étain; insoluble dans l'éther, soluble dans l'alcool.

17. Codéine. — Soluble dans l'eau, dans l'alcool et l'éther; insoluble dans la potasse; ne rougit pas par l'acide nitrique.

18. Cuivre. — Les sels solubles de cuivre, bleu ou vert, saveur astringente, métallique, âcre; dissous dans l'eau, l'ammoniaque y développe une couleur bleu foncé, par le ferrocyanure de potassium, un précipité brun marron. Une lame de fer décapé plongée dans une solution d'un sel de cuivre, se recouvre d'une couche de cuivre métallique.

19. Cyanure de potassium. — Ne change pas de couleur sur les charbons ardents; par les acides, il donné des vapeurs d'acide prussique des plus vénéneuses; par l'action de l'humidité, il dégage une odeur d'amandes amères.

20. Émétique. — Par l'acide sulfhydrique ou le protosulfure de potassium, précipité jaune, précipité blanc jaunâtre avec la décoction de noix de galle; à la calcination, il laisse un résidu charbonneux d'antimoine et de potassium.

21. Étain. — Les sels solubles, blancs ou grisâtres, odeur particulière désagréable, saveur astringente, métallique, âcre; ils donnent avec la potasse un précipité blanc qui se redissout dans un excès de cet alcali; par les hydrosulfates, un précipité brun. Une lame de zinc décapé précipite l'étain à l'état métallique.

22. Fer. — Les sels solubles vert clair ou jaune, rougeâtre, saveur astringente, métallique (dite d'encre), donnent avec le tannin un précipité qui noircit à l'air (encre); avec le ferrocyanure de potassium, un précipité qui bleuit à l'air (bleu de Prusse).

23. Iodure de potassium. — Précipite en jaune, dore les sels de protoxyde de plomb; en jaune verdâtre les sels de protoxyde de mercure, et en rouge les sels de bioxyde de mercure.

24. Mercure. — Les sels solubles blancs, saveur métallique âcre, donnent avec l'iodure de potassium un précipité jaune verdâtre, si c'est un protosel de mercure, et un précipité rouge, si c'est un deutosel de mercure. Une lame de cuivre décapé précipite le mercure.

25. Morphine. — Insoluble dans l'eau froide, peu soluble dans l'éther, soluble dans la potasse caustique; par l'acide nitrique, elle prend une teinte rouge de sang et une teinte bleue par le perchlorure de fer.

26. Plomb. — Les sels solubles blancs, saveur astringente, sucrée, donnent, avec l'acide sulfurique, un précipité blanc; avec l'iodure de potassium, un précipité d'un beau jaune; avec les hydrosulfates, un précipité noir.

27. Potasse. — Exposée à l'air, attire l'humidité et se liquéfie; elle donne, avec le bichlorure de platine, un précipité jaune orange, et avec l'acide tartrique en excès, un précipité cristallin grenu.

28. Soude. — Exposée à l'air, s'effleurit, devient poussièreuse, ne forme pas de précipité avec le bichlorure de platine ni avec la solution d'acide tartrique en excès.

29. Sulfate de quinine. — Brûle sans laisser de résidu, il est précipité de sa solution en blanc floconneux, par les alcalis, le tannin, l'acide oxalique et oxalates.

30. Strychnine. — Saveur des plus amères. Elle se distingue de la brucine par ce qu'elle ne se colore pas en rouge par l'acide nitrique.

31. Zinc. — Les sels solubles, blancs, saveur très-astringente, métallique, âcre, précipitent en blanc par le ferrocyanure de potassium, ainsi que par les hydrosulfates; avec la potasse ou l'ammoniaque précipité, blanc, soluble dans un excès de ces alcalis.

Paris. — Typographie de Gaittet et Cie, rue Gît-le-Cœur, 7.

TABLEAU N° 4.

MEMENTO DU PHARMACIEN.

Liste des substances employées en pharmacie, et qui, à des doses variables, sont vénéneuses.

Acétate de cuivre (verdet, vert-de-gris).
Acétate de morphine.
Acétate de plomb (sel de saturne).
Acétate (Sous–) de plomb (extrait de saturne).
Acide arsénieux (arsenic blanc).
Acide arsénique, et arséniates.
Acide acétique (vinaigre distillé).
Acide carbonique (gaz).
Acide citrique (acide du citron).
Acide hydrochlorique (chlorhydrique)
Acide hydrocyanique (cyanhydrique).
Acide hydrofluorique (fluorhydrique).
Acide hydriodique (iodhydrique).
Acide hydrosulfurique (sulfhydrique).
Acide hydrobromique (bromhydrique).
Acide nitrique (azotique, eau forte).
Acide nitreux.
Acide oxalique (acide du sucre).
Acide phosphorique.
Acide prussique (cyanhydrique).
Acide pyroligneux (vinaigre de bois).
Acide sulfureux.
Acide sulfurique.
Acide tartrique (tartarique).
Aconit napel.
Aconitine (de l'aconit).
Alcali volatil (ammoniaque).
Alcool (esprit de vin).
Alumine et ses sels.
Alun (sulfate d'alumine et de potasse).
Amandes amères.
Ammoniaque (alcali volatil).
Anémones (sylvie, coquelourde).
Angusture fausse (strychnine et brucine).
Antimoine et ses composés.
Argent (ses sels).
Arsenic et ses composés.
Aristoloches.
Asclepias vince toxicum (dompte venin).
Atropine alcaloïde de la belladone.
Asaret (oreille d'homme).

Baryte et ses sels.
Belladone et ses préparations.
Beurre d'antimoine (chlorure d'antimoine).
Bismuth et ses sels.
Brôme et ses composés.
Bromure de potassium.
Brucine de la noix vomique.
Bryone.
Cadmium (ses sels).
Camphre.
Cantharides.
Carbonate de plomb (céruse).
Carbonate de chaux (craie).
Carbonate d'ammoniaque.
Carbonate de potasse (sel de tartre).
Carbonate de soude (sel de soude).
Céruse (carbonate de plomb).
Cévadille (semence).
Chaux (ses sels).
Chélidoine (grande éclair).
Chlore gazeux et liquide.
Chloroforme.
Chlorure des métaux cités.
Chlorure d'antimoine (beurre d'antimoine).
Chlorure de barium.
Chlorure de chaux.
Chlorure d'or.
Chlorure de sodium.
Chlorure de potassium (eau de javelle).
Chlorure de zinc.
Ciguës (grande et petite).
Cinabre (bisulfure de Mercure).
Codeine (de l'opium).
Colchique (bulbe et semence).
Coloquinthe.
Concombre sauvage.
Cobolt (ou Cobalt, mort aux mouches).
Coque du Levant (la picrotoxine).
Coque lourde (une des anémones).
Couperose blanche (sulfate de zinc).
Couperose bleue (sulfate de cuivre).

Couperose verte (sulfate de fer).
Créosote.
Cristal minéral (nitre fondu).
Croton tiglium (graines de tilly).
Cuivre et ses composés.
Cyanures en général.
Cyanure de mercure.
Cyanure d'or.
Cyanure de potassium.
Cyanure de potassium et de fer.
Cyanure de zinc.
Datura stramonium (stramoine).
Digitale.
Digitaline (de la digitale).
Eau forte (acide nitrique).
Eau de javelle.
Eau de Rabel (alcool sulfurique).
Eau distillée de laurier cerise.
Eclair (grande chélidoine).
Elaterium (du concombre sauvage).
Ellebores.
Emétine (de l'ipécacuanha).
Emétique (tartrate d'antimoine et de potasse).
Epurge.
Ergot de seigle.
Esprit de sel (acide muriatique).
Esprit de nitre dulcifié (acide nitrique alcoolisé).
Esprit de mondérérus (acétate d'ammoniaque).
Esule (euphorbe).
Etain (ses composés).
Ether chlorhydrique chloré.
Euphorbes.
Fausse augusture (strychnine et brucine).
Fer (ses sels).
Ferro-cyanure de potassium.
Fève-saint-Ignace (la strychnine).
Fleurs d'antimoine (oxide d'antimoine).
Fleurs de zinc (oxide de zinc).
Foie d'antimoine.
Foie de soufre (sulfure de potasse).
Garou (saint-bois).

MEMENTO DU PHARMACIEN.

TABLEAU N° 4 (*suite*). Liste des Substances employées en pharmacie, et qui, à des doses variables, sont vénéneuses.

Graine de tilly (croton tiglium).
Gratiole (herbe au pauvre homme).
Gomme gutte.
Huile volatile d'amandes amères.
Huile volatile de Cajeput.
Huile volatile de laurier cerise.
Huile de croton tiglium.
Huile d'épurge (de Leuphorbia lathyris).
Huile de ricin rance.
Huile volatile de rue.
Huile volatile de sabine.
Hydriodate de potasse.
Hydrochlorate de baryte.
Hydroferrocyanate de quinine.
Hydrogène sulfuré (gaz).
Hydrosulfate de soude.
Hypochlorite de chaux.
Hypochlorite de potasse.
Hypochlorite de soude.
Hyposulfite de soude.
Iode et ses composés.
Iodures en général.
Iodure d'amidon.
Iodure de fer.
Iodure de mercure.
Iodure de plomb.
Iodure de potassium.
Iodure de soufre.
Iodure de zinc.
Jalap et sa résine.
Joubarbe des toits.
Jusquiame et ses préparations.
Kermes minéral.
Lactucarium.
Laitue vireuse.
Laudanum (les).
Laurier cerise.
Laurier rose.
Litharge (protoxyde de plomb).
Liqueur de Paerson (arsenicale).
Liqueur de Fowler (arsenicale).

Lobelie enflée.
Mancenillier.
Massicot (oxyde jaune de plomb
Mercuriale.
Mercure et ses composés.
Mercure doux (calomel).
Minium (oxyde rouge de plomb).
Morelle noire.
Morphine et ses sels.
Mouron rouge.
Muriates (*voyez* chlorures).
Narcisse des prés.
Narcotine.
Nitrate d'argent.
Nitrate de bismuth.
Nitrate acide de mercure
Nitrate de potasse.
Noix vomique et ses préparations.
Œnanthe (safrané).
Opium et ses préparations.
Or (ses sels).
Oxides des métaux cités.
Phosphore et ses préparations.
Phellandrie.
Picrotoxine (de la coque du Levant).
Pierre à cautère (potasse caustique).
Pierre divine (préparation de cuivre).
Pierre infernale (nitrate d'argent.
Pignons d'Inde gros et petits.
Platine (ses sels).
Plomb (ses sels et oxides).
Pomme épineuse (stramoine).
Potasses (les).
Précipité blanc (protochlorure de mercure.
Précipité rouge (bi-oxyde de mercure.
Prussiate de potasse (les).
Pulsatille (anémone).
Renoncule acre.
Résine de jalap.
Réveil-matin (euphorbe).
Ricins (graines rances).

Rhus radicans.
Rhus toxicodendron.
Rue odorante.
Sabine.
Sedum acre.
Scammonée gomme résine).
Scille maritime.
Seigle ergoté et ses préparations.
Sel ammoniac (chlorhydrate d'ammoniaque).
Sel de nitre (nitrate de potasse).
Sel de saturne (acétate de plomb).
Sel de tartre (sous carbonate de potasse).
Sel de prunelle (nitre fondu avec soufre).
Soude (les).
Staphysaigre.
Soufre doré d'antimoine.
Solanine (de la morelle).
Stramoine (pomme épineuse).
Strychnine et ses sels.
Strontiane et ses sels.
Sublimé corrosif (bichlorure de mercure).
Sulfates des produits cités ici.
Sulfures des métaux ici énoncés.
Sulfure de carbone.
Tabac (nicotine).
Tartrate d'antimoine et de potasse (émétique).
Tartre stibié (émétique).
Thridace (extrait de laitue).
Toxicodendron (sumac vénéneux).
Turbith minéral (sous sulfate de mercure).
Turbith nitreux (sous nitrate de mercure).
Vératrine (de la cévadille).
Vermillon (sulfure de mercure).
Verdet (acétate de cuivre).
Verre d'antimoine.
Vert-de-Gris (acétate de cuivre).
Vitriol blanc (sulfate de zinc.
Vitriol bleu (sulfate de cuivre).
Vitriol vert (sulfate de fer).
Vinaigre distillé.
Zinc et ses sels.

Paris. — Typographie de Gaittet et Cie, rue Git-le-Cœur, 7.

TABLEAU N° 5.

MEMENTO DU PHARMACIEN.

Substances les plus actives employées en pharmacie, et doses auxquelles elles s'administrent aux adultes.

Acide chlorhydrique, en limonade, comme tempérant; de 2 à 4 grammes dans un litre d'eau sucrée.

Acide citrique, tempérant, en limonade; 1 à 2 grammes par litre d'eau sucrée.

Acide cyanhydrique, pur, poison le plus violent; une goutte tue un chien. Pas d'emploi à cet état en médecine.

Acide cyanhydrique, médicinal, ou étendu de six fois son volume d'eau distillée, il est calmant; deux à six gouttes dans une potion.

Acide nitrique, en limonade, tempérant; 2 à 4 grammes dans 1000 grammes d'eau sucrée.

Acide oxalique, poison corrosif, même à petite dose, mais il est tempérant; doses, 1/2 à 1 gramme dans 1000 grammes d'eau sucrée.

Acide phosphorique, se donnait autrefois, contre la carie des os, à la dose de 1 à 4 grammes dans une potion.

Acide sulfurique, en limonade, tonique et tempérante; de douze à trente-six gouttes dans 1000 grammes d'eau sucrée.

Acide tartrique, tempérant; en limonade de 2 à 4 grammes par litre d'eau sucrée.

Angusture fausse, poison énergique par sa strychnine : inusitée en médecine.

Angusture vraie, stimulant; de 1 à 3 grammes en infusion. Ne pas confondre avec la fausse. Voy. les réactifs.

Aconit Napel, à haute dose, poison violent, mais diurétique à la dose de 5 centigrammes, à 2 grammes de poudre, et progressivement.

Ammoniaque, à l'extérieur, caustique ; à l'intérieur, stimulant à la dose de dix à trente gouttes dans de l'eau sucrée.

Antimoine diaphorétique, expectorant à la dose de 50 centigrammes à 2 grammes dans une potion.

Arsénite de potasse, poison violent, excitant à la dose de quatre à trente gouttes, progressivement (liqueur de Fowler).

Belladone et ses préparations, poison narcotique, anti-spasmodique ; de 2 à 30 centigrammes en pilules, et progressivement.

Atropine, poison violent, principe actif de la belladone, anti-spasmodique, de 1 à 3 milligrammes, progressivement.

Brione, purgatif drastique à la dose de 1 à 2 grammes.

Brucine et ses sels, poison violent, stimulant ; doses de 1 à 10 centigrammes progressivement.

Calomélas, anti-syphilitique et purgatif, vermifuge ; de 5 centigrammes à 1 gr.

Cantharides, poison violent, à l'extérieur est vésicant, à l'intérieur stimulant à la dose de 2 à 20 centigrammes.

Carbonates alcalins, à l'intérieur, fondants, diurétiques, de 50 centigr. à 2 grammes; et, pour bains, de 125 à 250 grammes.

Castoreum, anti-spasmodique puissant; depuis 5 centigrammes de poudre jusqu'à 1 gramme 1/2.

Cevadille, poison, à l'extérieur, sert à détruire la vermine ; à l'intérieur, excitant à la dose de 10 à 50 centigrammes.

Chloroforme anesthésique, stupéfiant, anti-spasmodique ; doses, dix à quarante gouttes dans une potion.

Chlorures d'oxydes alcalins, à l'extérieur, désinfectants, et anti-septiques sur les plaies cancéreuses, à l'intérieur, à la dose de vingt à trente gouttes dans de l'eau.

Ciguë, poison violent, fondant, stupéfiant; doses de 5 centigrammes à 1 gramme de poudre.

Codéine, calmant, à la dose de 1 à 10 centigrammes dans une potion.

Colchique, poison violent, drastique, diurétique ; doses de 1 à 5 grammes pour la teinture, de 1 à 10 centigrammes pour l'extrait.

Coloquinte, purgatif drastique violent ; doses de 2 à 10 décigrammes.

Cyanure de mercure, poison énergique, s'employant aux mêmes doses que le sublimé corrosif.

Cyanure de potassium, poison, stupéfiant, anti-spasmodique; dose, 1 à 2 centigrammes dans un liquide.

Datura stramonium, poison, narcotique, anti-spasmodique ; doses, 1 centigramme à 1 gramme.

Diascordium, calmant et astringent à la dose de 1 à 4 grammes, et progressivement.

Digitale, poison, calmant et diurétique ; doses, 5 centigrammes à 1 gramme de poudre, de 1 à 10 centigrammes en extrait, et de dix à quarante gouttes en teinture.

Digitaline, principe actif de la digitale, poison violent; doses de 1 à 6 milligrammes.

TABLEAU N° 5 (*suite*).

MEMENTO DU PHARMACIEN.

Substances les plus actives employées en pharmacie, et doses auxquelles elles s'administrent aux adultes.

Eau de laurier-cerise, calmant; doses, 5 grammes jusqu'à 15 grammes.

Eau de Rabel, astringent, tempérant; dose, 1 à 4 grammes dans un litre d'eau sucrée.

Eau-de-vie allemande, purgatif drastique; à la dose de 20 à 50 grammes.

Ellébore noir, poison drastique; dose, 5 centigrammes jusqu'à 1 gramme de poudre.

Ellébore blanc, poison violent, purgatif; la dose de 5 à 10 centigrammes. Contient de la vératrine.

Émétine médicinale, vomitif; dose, 25 milligrammes à 10 centigrammes dans une potion.

Émétique, vomitif à la dose de 2 à 20 centigrammes dans un verre d'eau.

Ergotine, extrait de seigle ergoté; dose de 10 centigrammes à 1 gramme, progressivement.

Esprit de Mendererus, stimulant, sudorifique; doses de deux à trente grammes en vingt-quatre heures.

Éther acétique, anti-spasmodique, employé ordinairement à l'extérieur en frictions ou compresses.

Éther nitrique, anti-spasmodique, à la dose de dix à quarante gouttes; éther sulfurique antispasmodique à la dose de dix à quarante gouttes.

Euphorbe, poison rubéfiant et vesicant; usité seulement à l'extérieur.

Huile de Croton Tiglium, une à deux gouttes comme purgatif; et, à l'extérieur, comme éruptif, de 1 à 5 grammes et plus.

Huile d'épurge, purgatif à la dose de cinq à dix gouttes, et rubéfiant à l'extérieur.

Hydriodate de potasse, fondant de 5 décigrammes à 5 grammes à l'intérieur, et progressivement.

Iode, poison énergique, excitant, fondant, à l'intérieur, de 5 à 50 milligrammes.

Iodure de mercure, anti-syphilitique et fondant, de 1 à 10 centigrammes.

Ipécacuanha, vomitif; doses, 6 à 15 décigrammes; expectorant à doses plus faibles.

Jalap, purgatif drastique, de 1 à 5 grammes de poudre.

Jusquiame, poison, narcotique; doses de 1 à 5 décigrammes de poudre.

Kermes minéral, expectorant de 5 centigrammes à 1 gramme.

Lactucarium, de la laitue vireuse, calmant de 1 à 2 décigrammes.

Laudanum de Sydenham, calmant; dix à vingt gouttes dans une potion; vingt gouttes représentent 5 centigrammes extrait gommeux d'opium.

Laudanum de Rousseau, cinq à dix gouttes dans une potion; sept gouttes égalent 5 centigrammes extrait gommeux d'opium.

Moreile noire, narcotique, ne s'emploie qu'à l'extérieur.

Morphine et ses sels. Poison, narcotique, calmante, de 1 à 5 centigrammes dans une potion (L'hydrochlorate de morphine, pour usage externe sur la plaie d'un vésicatoire, de 1 à 5 centigrammes).

Nicotiane, poison narcotico-âcre; dose, dans l'asphyxie, 2 à 5 grammes en lavement.

Nitrate d'argent, cautérisant, astringent, à l'intérieur; doses de 1 à 10 centigrammes.

Oxyde de bismuth (sous-nitrate), anti-spasmodique; doses de 1 à 5 grammes.

Phellandrie, semences, narcotique et fébrifuge; doses de 5 décigrammes à 2 grammes de poudre.

Poligala, expectorant à faibles doses; de 2 à 10 grammes pour un litre d'eau (à haute dose, émétique).

Quinine, fébrifuge, de 1 à 6 décigrammes.

Résine de gayac, stimulant, sudorifique, à la dose de 1 à 2 grammes.

Résine de jalap, purgatif drastique, de 1 à 6 décigrammes.

Rue odorante emménagogue, doses, 5 grammes en infusion dans un litre d'eau.

Sabine emménagogue, doses de 1 décigramme à 1 gramme de poudre, et de deux à dix gouttes pour l'huile.

Scammonée, purgatif drastique, à la dose de 3 à 15 décigrammes dans une potion.

Scille maritime, diurétique, à la dose de 1 à 6 décigrammes.

Sublimé corrosif, poison violent, anti-syphilitique, de 3 à 25 milligrammes.

Sulfate de fer, astringent énergique; doses, à l'intérieur, de 5 centigrammes à 1 gramme, et progressivement.

Strychnine et ses sels, poison des plus violents, excitant tétanique, depuis 5 milligrammes jusqu'à 25 milligrammes, et progressivement.

Turbith végétal, purgatif drastique, de 1 à 4 grammes de poudre.

Vératrine, poison violent; doses de 5 milligrammes à 5 centigrammes, et progressivement.

Paris. — Typographie de Gaittet et Cie, rue Gît-le-Cœur, 7.

TABLEAU N° 6.

MEMENTO DU PHARMACIEN.

Liste de Médicaments dont la préparation peut offrir de la difficulté.

Argent. — Les pilules s'argentent vite si on met argent et pilules dans une boîte en carton qu'on expose quelques secondes sur la flamme d'une lampe à l'alcool, en tournant rapidement : l'humidité de la boîte se porte seule sur les pilules, et suffit à fixer sur elles l'argent rigoureusement nécessaire.

Assa-fœtida. — Gomme résine qui s'émultionne, comme la scammonée, avec ou sans intermède.

Calomélas. — La prescription du calomélas dans un looch aux amandes doit en exclure, par prudence, les amandes amères.

Castoreum. — Dans une potion, il est utile de bien triturer le castoreum d'abord avec un peu de sucre, afin de mieux le diviser; quant à la teinture, elle doit être pesée après le sirop et fortement agitée avec lui : la résine se précipite toujours; mais, ici, elle se précipite en se divisant infiniment.

Chloroforme. — Dans une pommade, on ne saurait mélanger le chloroforme directement dans un mortier, à cause de sa grande volatilité; il est donc nécessaire de liquéfier l'axonge, sans trop chauffer cependant, dans un flacon à large ouverture, tenu dans l'eau chaude, et d'y ajouter le chloroforme, puis agiter jusqu'à refroidissement.

Cire. — Pour émulsionner la cire, on fait un mucilage clair dans un mortier préalablement échauffé; on ajoute la cire fondue en remuant bien, et puis le sirop et le reste de l'eau : la cire est ainsi divisée en poudre fine et reste émulsionnée.

Copahu. — L'alcool et le sirop ne peuvent suffire à tenir en suspension le copahu, comme dans la potion de Chopart; aussi peut-on, au besoin, se servir d'un mucilage de gomme, et opérer comme il est indiqué pour l'huile de ricin.

Camphre. — Le jaune d'œuf donne le moyen d'émulsionner le camphre dans un lavement ou dans une potion; on triture avec le jaune d'œuf d'abord, puis on termine par l'addition de l'eau.

Décoction blanche. — Outre la formule du *Codex* consignée au tableau formulaire, un de nos professeurs conseille de triturer dans un mortier : corne de cerf, sucre et gomme; délayez avec l'eau bouillante, passez et ajoutez l'eau de fleurs d'oranger : en supprimant la mie de pain, le médicament peut se conserver sans altération.

Diachylon. — Il devient très-facile de tracer à l'entour d'un emplâtre une bordure de diachylon, si, pour cela, on se sert d'un petit pinceau un peu dur, que l'on trempe dans le diachylon préalablement liquéfié par la chaleur.

Éther sulfurique. — Lorsqu'une potion avec addition d'éther doit se faire par infusion, il convient d'attendre que l'infusé soit refroidi.

Gargarisme. — Voy. ORGE.

Gomme ammoniaque. — Pour ses préparations, on procède comme pour celles de la scammonée.

Huile de ricin. — Pour l'émulsionner, on peut choisir entre le jaune d'œuf et la gomme; si c'est avec le jaune d'œuf, l'huile est d'abord triturée avec lui, puis vient l'eau. Si l'on choisit la gomme,

Paris. — Typographie de Gaittet et Cie, rue Gît-le-Cœur, 7.

MEMENTO DU PHARMACIEN.

TABLEAU N° 6 (*suite*). **Liste de Médicaments dont la préparation peut offrir de la difficulté.**

avec celle-ci on fait d'abord un mucilage, auquel on ajoute l'huile, en continuant d'agiter, puis le reste de l'eau et le sirop.

Huile de foie de morue. — Elle s'émulsionne de la même manière que l'huile de ricin.

Looch huileux. — On fait un mucilage avec la gomme et une part'e de l'eau ; l'huile est ajoutée peu à peu, et triturée longuement ; on délaye avec le reste des liquides.

Musc. — Dans une potion, le musc doit être trituré avec un peu de sucre, afin de mieux le diviser on délaye avec le sirop, puis avec l'eau.

Orge et Pavot. — Dans un gargarisme à l'eau d'orge et de pavot, ou doit entrer de l'alun ; il est prudent d'ajouter le sel au décocté avant de passer, pour éviter une précipitation qui a presque toujours lieu.

Poix de Bourgogne. La préparation d'un emplâtre de poix de Bourgogne devient très-prompte et facile, si pour limiter l'emplâtre on se sert de calicot commun au lieu de papier, et d'un pinceau plat et dur pour étendre la masse emplastique liquéfiée par la chaleur ; on termine en passant dessus, pour le lisser, le plat d'un couteau chauffé.

Pommade de Gondret. — Suif et axonge sont mis à fondre au bain-marie, dans un flacon à large ouverture ; on ajoute alors l'ammoniaque ; on bouche et on agite vivement jusqu'à solidification, en trempant, si besoin est, le flacon dans l'eau froide.

Pommade hydriodatée. — Il est préférable de mettre l'axonge dans le mortier, donner deux tours de pilon pour en graisser les parois, et ajouter l'iodure dissout à chaud dans une petite capsule. On évite ainsi un excès d'eau. Ce procédé pourra être suivi pour toute pommade qui devra contenir ou un sel ou un extrait solide.

Résine de Jalap. — Pour suspendre la résine de jalap, on la triture avec un peu de sucre ; on y met peu à peu le jaune d'œuf, et on triture ; on y ajoute enfin le sirop et les autres liquides. (Ici le jaune d'œuf est préférable à la gomme.)

Scammonée. — La scammonée, ainsi que toutes les gommes-résines, peut s'émulsionner, sans intermède, dans du lait ou une simple émulsion d'amandes. Il est bien de n'employer que des gommes-résines en poudre fine.

Térébenthine. — Dans une potion, la térébenthine molle a besoin d'être suspendue par un mucilage de gomme auquel on l'ajoute ; quant à l'essence, elle demande à être émulsionnée à l'aide du jaune d'œuf.

Seigle ergoté. — Le seigle ergoté, qu'il ne faut mettre en poudre que sur ordonnance de médecin, est promptement broyé si on se sert d'un petit moulin réservé à cela, à l'aide duquel on forme une poudre grossière qu'on termine au pilon. (Il est nécessaire de repasser la première poudre trois fois au moulin.)

TABLEAU N° 7.

MEMENTO DU PHARMACIEN.

Poisons et contre-poisons.

Acides acétique, citrique, hydrochlorique, hydrofluorique, nitrique, oxalique, phosphorique, sulfurique, tartrique, etc., etc., etc. — Faire vomir, en donnant à boire, par verres, à quelques minutes de distance, de l'eau tiède contenant, pour chaque verre, 4 gr. magnésie calcinée : à défaut de magnésie, de l'eau de savon très-épaisse. Ensuite, boissons et lavements émollients.

Acide cyanhydrique ou **prussique**. — Faire respirer de l'eau chlorée ou chlorurée ou ammoniacale. Faire vomir avec l'eau tiède. Compresses d'eau chloro-vinaigrée sur le front. Affusions d'eau froide sur la tête et sur la colonne vertébrale.

Alcool. — Faire vomir avec de l'eau tiède émétisée (5 centigr. émétique par verre), et puis limonade au citron, eau froide sur la tête, lavements émollients, frictions sur les membres.

Alun. — Faire vomir avec de l'eau tiède. Ensuite boissons et lavements émollients avec lait, blancs d'œufs et guimauve.

Ammoniaque ou **Alcali volatil.** — Faire boire de l'eau contenant, par verre, deux cuillerées à café de vinaigre ou de jus de citron. Ensuite, boissons et lavements émollients.

Antimoine; ses préparations. — Faire boire beaucoup d'eau tiède. Titiller la luette avec la barbe d'une plume. Après, donner à boire d'un décocté fait avec 10 grammes de noix de galle dans un litre d'eau ou encore avec 15 grammes de quinquina ou de tan.

Argent; ses sels. — Faire boire de l'eau salée 10 grammes chlorure de sodium par litre d'eau.

Arsenic et ses préparations. — Faire vomir trois ou quatre fois, à quelques minutes d'intervalle, avec eau tiède émétisée à 5 cent. par verre, eau tiède entre chaque verre. Et puis, on fera boire, chaque quart d'heure, un verre d'hydrate de peroxyde de fer gélatineux jusqu'à trois à quatre litres : et, à son défaut, faire avaler 100 grammes de sous-carbonate de fer délayé dans un litre d'eau. On peut aussi employer le protosulfure de fer hydraté.

Baryte et ses préparations. — Faire boire en abondance de l'eau contenant, par litre, 20 grammes de sulfate de magnésie ou de soude; ensuite, boissons émollientes.

Bismuth; ses préparations. — Même traitement que pour le zinc.

Bleu en liqueur. — Voyez *Acide sulfurique.*

Brucine. — Voyez *Noix vomique.*

Cantharides et ses préparations. — Faire boire de l'eau de graine de lin ou de racine de guimauve et assez pour vomir plusieurs fois. Frictionner le haut des cuisses avec l'huile camphrée.

Champignons vénéneux. — Eau tiède émétisée (5 centigrammes par verre). Donner ensuite, par quart d'heure, une cuillerée à soupe d'une potion gommeuse contenant 30 grammes huile de ricin. Puis boisson acidulée, et potion calmante éthérée.

Chlorures alcalins et terreux. — Même traitement que pour l'hydrochlorate d'ammoniaque.

Chlore gazeux. — Respirer un peu d'ammoniaque et boire de l'eau albumineuse.

Coque du Levant. — Même traitement que pour la noix vomique.

Cuivre et ses préparations. — Si le poison est encore dans l'estomac et qu'il n'y ait pas de coliques, on fera vomir plusieurs fois avec de l'eau albumineuse ou lait albumineux. On titillera la luette. Si le poison a franchi l'estomac et occasionne des coliques, on donnera du lait chaud coupé d'eau albumineuse ou d'eau de graine de lin. Lavements émollients.

Cyanures. — Voyez *Acide cyanhydrique* et le nom de sa base.

Eau-de-vie. — Voyez *Alcool.*

Eau de cuivre. — Même traitement que pour l'acide sulfurique.

Esprit-de-vin. — Voyez *Alcool.*

TABLEAU N° 7 (*suite*).

MEMENTO DU PHARMACIEN.

Poisons et contre-poisons.

Étain ; ses préparations. — Faire vomir plusieurs fois avec de l'eau tiède ; donner ensuite des boissons mucilagineuses, du lait albumineux, des lavements émollients.

Fausse Angusture. — Même traitement que pour la noix vomique.

Fer ; ses sels. — Faire boire de l'eau alcaline de magnésie calcinée, puis l'eau albumineuse.

Hydrochlorate d'ammoniaque. — Faire vomir plusieurs fois avec de l'eau tiède, et puis administrer des boissons albumineuses et des lavements émollients.

Iode, Iodures. — Eau d'amidon au 100me, eau albumineuse ensuite.

Mercure ; ses préparations. — Même traitement que pour les préparations de cuivre.

Moules et autres poisons du même genre. — Même traitement que pour les champignons.

Nitre ou **Salpêtre.** — Boire en abondance de l'eau tiède albumineuse, lavements émollients et laxatifs.

Noix vomique. — Faire vomir plusieurs fois avec de l'eau tiède émétisée, 5 centigrammes par verre. Donner à boire, chaque quart d'heure, et par cuillerée à bouche, une mixture avec 100 grammes eau sucrée, 5 grammes éther, 5 grammes essence térébenthine, ou encore une solution de 1 gramme iodure de potassium et 40 centigrammes iode dans un litre d'eau ; et enfin boissons acidulées.

Opium et ses préparations. — Faire boire, par demi-verre, à peu de distance l'un de l'autre, un léger décocté de noix de galle ou d'écorces de chêne. Lavements purgatifs, café à l'eau, fort, boissons acidulées.

Or ; ses préparations. — Même traitement que pour le cuivre.

Phosphore et ses préparations. — Même traitement que pour l'acide sulfurique.

Plantes vénéneuses âcres, telles que : *Bryone, Coloquinte, Delphinium, Euphorbe, Pignons d'Inde, Gomme Gutte, Garou.* — Faire vomir avec une solution de 2 décigr. émétique et 16 grammes sulfate de soude dans un litre d'eau. Ensuite, potion purgative à l'huile de racin ; boissons et lavements émollients.

Plantes vénéneuses narcotiques, telles que : *Aconit, Belladone, Ciguë, Colchique, Jusquiame, Tabac.* — Faire vomir avec l'eau tiède émétisée, 5 centigrammes par verre. Potion et lavements purgatifs. Pour boissons, solution de 1 gramme iodure de potassium dans 1000 grammes eau.

Potasse. — Voyez *Ammoniaque.*

Plomb ; ses préparations. — Boisson abondante contenant, par litre d'eau, 10 grammes sulfate de magnésie ou de soude. Lavement purgatif au séné et sulfate de soude. Boissons et lavements émollients.

Sulfure de potasse. — Même traitement que pour l'hydrochlorate d'ammoniaque.

Seigle ergoté. — Faire vomir plusieurs fois par une infusion d'ipécacuanha (8 grammes dans un litre d'eau). Après, potion et lavements purgatifs. Boissons émollientes acidulées.

Sel de tartre. — Même traitement que pour l'ammoniaque.

Soude. — Même traitement que pour l'ammoniaque.

Strontiane. — Même traitement que pour l'hydrochlorate d'ammoniaque.

Strychnine. — Voyez *Noix vomique.*

Zinc ; ses préparations. — Faire vomir en faisant boire une grande quantité d'eau tiède. Ensuite, boisson d'eau un litre, bicarbonate de soude et magnésie calcinée, de chaque 10 grammes. Boissons et lavements émollients.

Paris. — Typographie de Gaittet et Cie, rue Gît-le-Cœur, 7.

TABLEAU N° 8.

MEMENTO DU PHARMACIEN.

Formulaire abrégé (Formules du *Codex*, et, à ce défaut, du *Formulaire des hôpitaux*).

Apozème purgatif. — Séné 8 gr., sulfate de soude 16 gr., rhubarbe 4 gr., manne 64 gr., eau bouillante 112 grammes.

Bain de Barèges. — Sulfure de sodium cristallisé 64 gr., sous-carbonate de soude 64 gr., sel marin 64 gr., eau 320 gr., plus 300 litres.

Bain sulfureux. — Sulfure de potasse 125 gr., eau commune 500 gr., plus 300 litres.

Bain sulfuro-gélatineux. — Sulfure de potasse 125 gr., eau commune 500 gr., gélatine 500 gr., plus eau 300 litres.

Bouillon aux herbes. — Oseille 125 gr., laitue 60 gr., feuilles de poirée 30 gr., cerfeuil 30 gr., eau 1250 gr., sel 20 gr., beurre 20 grammes.

Cérat de Goulard. — Cérat de Galien 32 gr., sous-acétate de plomb liquide 4 grammes.

Collyre au sulfate de zinc. — Sulfate de zinc 1 gr., eau distillée de roses 125 grammes.

Collyre ammoniacal. — Chaux éteinte 32 gr., sel ammoniacal 4 gr.

Décoction blanche de Sydenham. — Corne de cerf calcinée 8 gr., mie de pain 24 gr., gomme arabique 8 gr., sucre blanc 32 gr., eau de fleurs d'oranger 16 gr., eau simple 1000 grammes.

Onguent digestif. — Térébenthine 64 gr., jaunes d'œufs n° 2, huile d'hypericum 16 grammes.

Eau blanche. — Sous-acétate de plomb liquide 16 gr., eau 1000 gr.

Eau de gomme. — Gomme arabique entière 16 gr., eau froide 1000 gr.

Eau de goudron. — Goudron 50 gr., eau de rivière 1500 grammes.

Eau de Goulard. — C'est l'eau végéto-minérale.

Eau d'orge. — Orge lavée à l'eau froide 20 gr., racine de réglisse 12 gr., eau 1000 grammes.

Eau de riz. — Riz 20 gr., racine de réglisse 12 gr., eau 1000 gr.

Eau de gruau. — Gruau 20 gr., racine de réglisse 12 gr., eau 1000 gr.

Eau végéto-minérale. — Sous-acétate de plomb liquide 18 gr., eau commune 940 gr., alcool à 31° 64 grammes.

Émulsion simple. — Amandes douces 32 gr., sucre blanc 32 gr., eau froide 1000 grammes.

Émulsion à l'huile de ricin. — Huile de ricin 32 gr., jaune d'œuf n° 1, eau de menthe 10 gr., eau simple 60 gr., sirop 32 grammes.

Émulsion avec la scammonée. — Scammonée d'alep 0,60 contigr., lait 125 gr., sucre 16 gr., eau de laurier-cerise 8 grammes.

Espèces émollientes. — Feuilles de mauve, de guimauve, de bouillon blanc, de seneçon commun, de pariétaire, de chaque 32 grammes.

Espèces béchiques. — Fleurs de mauve, pied de chat, pas d'âne, coquelicot, de chaque 32 grammes.

Espèces amères. — Feuilles sèches de germandrée, petite centaurée, absinthe, de chaque 32 grammes.

Espèces pectorales. — Feuilles de capillaire, de véronique, d'hysope, de lierre terrestre, de chaque 32 grammes.

Espèces anthelmintiques. — Tanaisie, absinthe, camomille, de chaque 32 grammes.

Espèces diurétiques. — Racines de fenouil, de petit-houx, d'ache, d'asperge, de persil, de chaque 32 grammes.

Espèces sudorifiques. — Bois de gayac rapé, salsepareille, squine, de chaque 32 grammes.

Espèces dites **semences froides.** — Semences de calebasse, de pastèque, de melon, de concombres, de chaque parties égales.

Farines émollientes. — Farine de lin, de seigle, d'orge, de chaque 500 grammes.

Farines résolutives. — Farine de fenugrec, de fève, d'orobe, de lupin, de chaque 500 grammes.

Fumigations guytonniennes ou **de chlore.** — Chlorure de sodium 300 gr., bioxyde de manganèse 100 gr., acide sulfurique 200 gr., eau commune 200 grammes.

Gargarisme. — Eau de laitue 250 gr., alun 2 gr., miel rosat 40 gr.

Injection à l'acétate de plomb. — Eau de roses 150 gr., acétate de plomb cristallisé 3 grammes.

Injection astringente. — Acétate de plomb 1 gr., sulfate de zinc 1 gr., eau de roses 200 grammes.

Injection astringente au tannin. — Tannin 1 gr., eau distillée 100 grammes.

TABLEAU N° 8 (*suite*). MEMENTO DU PHARMACIEN.

Formulaire abrégé (Formules du *Codex*, et, à ce défaut, du *Formulaire des hôpitaux*).

Injection sédative. — Décocté de lin 100 gr., extrait d'opium 15 centigrammes.
Injection au nitrate d'argent. — Nitrate d'argent 0,05 centigr., eau distillée 125 grammes.
Injection au sulfate de zinc laudanisée. — Sulfate de zinc 125 centigr., eau distillée 200 gr., laudanum 2 grammes.
Julep gommeux. — Gomme arabique 8 gr., sirop de guimauve 32 gr., eau de fleurs d'oranger 16 gr., eau simple 96 grammes.
Julep calmant. — Sirop d'opium 8 gr., sirop de fleurs d'oranger 24 gr., eau de laitue 125 grammes.
Limonade commune. — Citrons n° 2, eau 1000 gr., sucre 60 gr.
Limonade tartrique. — Sirop tartrique 64 gr., eau 936 grammes.
Limonade sulfurique. — Alcool sulfurique 3 gr., sirop simple 60 gr., eau 1000 grammes.
Lavement purgatif. — Sulfate de soude 15 gr., séné 15 gr., eau 500 gr.
Liniment ammoniacal. — Huile d'olives 64 gr., ammoniaque liquide 8 grammes.
Liniment volatil camphré. — Huile d'olives 64 gr., ammoniaque liquide 8 gr., camphre 4 gr.
Liniment calcaire. — Eau de chaux 500 gr., huile d'amandes douces 64 grammes.
Liqueur de Vanswieten. — Sublimé 1 gram., eau pure 900 gr., alcool rectifié 100 grammes (le sublimé y est au millième.)
Looch blanc. — Amandes douces n° 18, amandes amères 2 gr., sucre 16 gr., huile d'amandes douces 16 gr., gomme adra 0,8 décigr., eau de fleurs d'oranger 16 gr., eau 125 grammes.
Looch huileux. — Huile d'amandes douces 16 gr., gomme arabique 16 gr., sirop de guimauve 32 gr., eau de fleurs d'oranger 16 gr., eau 96 grammes.
Mucilage de gomme arabique. — Gomme arabique 32 gr., eau froide 32 grammes.
Mucilage de gomme adragante. — Gomme adragante entière 32 gr., eau chaude 250 grammes.
Mucilage de coings. — Semences de coings 32 gr., eau bouillante 192 grammes.
Onguent de Rhazis. — Carbonate de plomb 4 gr., axonge 20 gr.
Pommade d'Autenrieth. — Emétique porphyrisé 4 gr., axonge 12 gr.
Pommade de Gondret. — Suif 32 gr., axonge 32 gr., ammoniaque 64 grammes.
Pommade d'Elmerich. — Soufre sublimé 200 gr., sous-carbonate de potasse 100 gr., axonge 800 grammes.
Potion antispasmodique. — Sirop de fleurs d'oranger 32 gr., eau distillée 64 gr., éther 2 grammes.
Potion anti-vomitive de Rivière. — N° 1. Bicarbonate de potasse 2 gr., eau 60 gr., sirop simple 15 gr. — N° 2. Suc de citrons 15 gr., sirop de limons 32 gr., eau 32 grammes.
Poudre diurétique. — Gomme arabique 63 gr., sucre 64 gr., nitrate de potasse 32 gr., guimauve 32 grammes.
Poudre de tribus. — Scammonée 125 gr., bitartrate de potasse 125 gr., antimoine diaphoritique 125 grammes.
Poudre de Dower. — Sulfate de potasse 125 gr., nitrate de potasse 125 gr., ipécacuanha 32 gr., réglisse en poudre 32 gr., extrait d'opium 32 grammes.
Poudre de Vienne. — Potasse à la chaux 50 gr., chaux vive 60 gr.
Sirop de jusquiame. — Extrait de jusquiame 0,10 centigr., sirop de sucre 32 grammes.
Sirop de belladone. — Extrait de belladone 10 centigr., sirop de sucre 32 grammes.
Sirop de karabé. — Sirop d'opium 30 gr., esprit volatil de succin 0,10 centigrammes.
Sirop d'opium. — Extrait d'opium 0,05 centigr., sirop de sucre 32 gr.
Sirop de sulfate de morphine. — Sel de morphine 0,13 milligr., sirop de sucre 32 grammes.
Tisane de Feltz. — Salsepareille 64 gr., colle de poisson 10 gr., sulfure d'antimoine 80 gr., eau commune 2000 grammes.
Tisane sudorifique. — Gayac rapé 64 gr., salsepareille 32 gr., sassafras 8 gr., réglisse 12 gr., eau 1000 grammes.

Paris. — Typographie de Gaittet et Cie, rue Gît-le-Cœur, 7.

TABLEAU N° 9.

MEMENTO DU PHARMACIEN.

Liste des Eaux minérales françaises et étrangères.

NOM.	LIEU DE PROVENANCE.	NATURE.
Acqui	Ville du Piémont	Sulfureuse thermale, sulfhydrate de chaux.
Aix-en-Provence	Bouches-du-Rhône	Saline thermale, carbonate de magnésie.
Aix-en-Savoie	Ville de Savoie	Sulfureuse thermale, acide sulfhydrique.
Aix-la-Chapelle	Ville de Prusse	Sulfureuse thermale, acide sulfhydrique, chlorure de sodium.
Arles	Pyrénées-Orientales	Sulfureuse thermale, acide sulfhydrique.
Auteuil	Seine	Ferro-manganésienne froide, sulfates de fer, de manganèse, d'alumine.
Ax	Ariége	Sulfureuse thermale, acide sulfhydrique.
Bade-en-Souabe	Allemagne	Sulfureuse thermale, acide sulfhydrique.
Bade-en-Argovie	Allemagne	Acidule thermale, acides sulfhydrique, carbonique.
Bagnères-de-Bigorre	Hautes-Pyrénées	Saline thermale, sulfates de magnésie, de chaux.
Bagnères-de-Luchon	Haute-Garonne	Sulfureuse thermale, acide sulfhydrique, carbonique.
Bagnolles	Orne	Sulfureuse thermale, azote et acide carbonique.
Bains	Vosges	Saline thermale, sulfates de soude, de chaux.
Balaruc	Hérault	Saline thermale, chlorure de sodium, acide carbonique.
Barèges	Hautes-Pyrénées	Sulfureuse thermale, sulfure de sodium, carbonate de soude.
Bath	Ville d'Angleterre	Saline thermale, sulfates de soude, de chaux.
Bonnes	Basses-Pyrénées	Sulfureuse thermale, acides sulfhydrique, carbonique.
Bourbon-Lancy	Saône-et-Loire	Saline thermale, sulfates de soude, de chaux.
Bourbon-l'Archambault	Allier	Saline thermale, bicarbonate de soude, chlorure de sodium.
Bourbonne-les-Bains	Haute-Marne	Saline thermale, sulfate de chaux, carbonate de chaux.
Bussang	Vosges	Ferrugineuse froide, acide carbonique, carbonate de fer.
Carlsbad	Ville de Bohême	Acidule thermale, acide carbonique, sulfate de soude.
Cauterets	Hautes-Pyrénées	Sulfureuse thermale, sulfure de sodium, chlorure de sodium.
Challes	Savoie	Sulfureuse froide, sulfure, iodure, bromure alcalins.
Châtelguyon	Puy-de-Dôme	Acidule thermale, acide carbonique, carbonate de soude.
Châteldon	Puy-de-Dôme	Ferrugineuse froide, carbonate de fer, acide carbonique.
Chaudes-Aigues	Cantal	Saline thermale, acide carbonique, sulfate de soude.
Cheltenham	Angleterre	Alcaline ferrugineuse, sulfate de soude, oxyde de fer.
Contrexeville	Vosges	Ferrugineuse froide, acide carbonique, carbonate de fer.
Cransac	Aveyron	Ferro-magnésienne froide, sulfates de fer, de magnésie.
Cusset	Allier	Acidule froide, bicarbonate de soude, de fer.
Ems	Allemagne	Alcaline thermale, bicarbonate de soude.
Enghien-Montmorency	Seine-et-Oise	Sulfureuse froide, acides sulfhydrique, carbonique.
Epsom	Angleterre	Saline froide, sulfate de magnésie.
Evian	Savoie	Ferrugineuse froide, acide carbonique, carbonate de fer.
Fachingen	Allemagne	Acidule gazeuse froide, acide carbonique, carbonate de soude.
Forges	Seine-Inférieure	Ferrugineuse froide, carbonate de fer, acide carbonique.
Gréoulx	Basses-Alpes	Sulfureuse thermale, acides sulfhydrique et carbonique.

TABLEAU N° 9 (*suite*).

MEMENTO DU PHARMACIEN.

Liste des Eaux minérales françaises et étrangères.

NOM.	LIEU DE PROVENANCE.	NATURE.
Homborug	Allemagne	Gazeuse froide, chlorure de sodium, acide carbonique.
Ivoniez	Gallicie	Saline froide, iodure et bromure de sodium.
La Marequerie	Seine-Inférieure	Ferrugineuse froide, carbonate de fer, acide carbonique.
Lamotte	Isère	Saline thermale, carbonate de soude, chlorure de sodium.
La Roche-Posay	La Vienne	Sulfureuse froide, acides sulfhydrique, carbonique.
Lucques	Ville d'Italie	Acidule thermale, acide carbonique, carbonate de magnésie.
Luxeuil	Haute-Saône	Saline thermale, chlorure de sodium, carbonate de soude.
Labassère	Hautes-Pyrénées	Sulfureuse froide, sulfure de sodium, chlorure de sodium.
Marienbad	Ville de Bohême	Alcaline froide, sulfates de soude, de chaux.
Mont-d'Or	Puy-de-Dôme	Acidule thermale, acide carbonique, carbonate de soude.
Néris	Allier	Saline thermale, carbonate de soude, sulfate de soude.
Passy	Seine	Ferrugineuse froide, sulfates de fer, de chaux.
Plombières	Vosges	Saline thermale, carbonate de soude, sulfate de soude.
Pougues	Nièvre	Acidule froide, acide carbonique, carbonate de chaux.
Provins	Seine-et-Marne	Ferrugineuse froide, acide carbonique, carbonate de chaux.
Pyrmont	Westphalie	Ferrugineuse froide, acide carbonique, carbonate de chaux.
Pulina	Hongrie	Saline purgative froide, sulfates de magnésie et de soude.
Rennes	Aude	Ferrugineuse thermale, acide carbonique, carbonate de fer.
Roisdorff	Provinces Rhénanes	Acidule froide, acide carbonique, carbonate de soude.
Saint-Allyre	Clermont-Ferrand	Acidule thermale, sels de soude et de chaux, acide carbonique.
Saint-Alban	Loire	Alcaline gazeuse thermale, carbonate de soude, acide carbonique.
Saint-Amand	Nord	Sulfureuse thermale, acide carbonique, sulfure de sodium.
Saint-Galmier	Loire	Alcaline gazeuse froide, acide carbonique, carbonate de chaux.
Saint-Mart	Puy-de-Dôme	Ferrugineuse thermale, oxyde de fer, acide carbonique.
Saint-Nectaire	Mont-d'Or	Acidule froide, acide carbonique, carbonate de soude.
Saint-Pardoux	Allier	Ferrugineuse gazeuse froide, carbonate de fer, acide carbonique.
Saint-Sauveur	Hautes-Pyrénées	Sulfureuse thermale, acide sulfhydrique.
Sedlitz	Bohême	Saline froide, sulfates de magnésie, de chaux.
Seltz	Allemagne	Acidule gazeuse froide, acide carbonique, carbonate de chaux.
Seydschuts	Allemagne	Saline froide, sulfate de magnésie, acide carbonique.
Spa	Pays-Bas	Ferrugineuse froide, acide carbonique, carbonate de fer.
Tarascon	Ariége	Ferrugineuse froide, acide carbonique, carbonate de fer.
Tœplitz	Bohême	Acidule thermale, carbonate de soude, sulfate de soude.
Ussat	Ariége	Saline thermale, acide carbonique, sels de magnésie.
Vals	Ardèche	Ferrugineuse thermale, carbonate de fer, carbonate de soude.
Vic-sur-Cère	Cantal	Acidule gazeuse froide, acide carbonique, carbon. de soude, de chaux.
Vic-le-Comte	Puy-de-Dôme	Acidule froide, acide carbonique, carbonate de soude.
Vichy	Allier	Acidule thermale, acide carbonique, bicarbonate de soude.

Paris. — Typographie de Gaittet et Cie, rue Gît-le-Cœur, 7.

TABLEAU N° 10.

MEMENTO DU PHARMACIEN,

Obligé de donner un conseil en l'absence du médecin.

Abcès (clou furoncle). — Cataplasmes de farine de lin pour calmer la douleur et favoriser l'ouverture de l'abcès ; ensuite onguent de la mère sur de la charpie, pour seconder la sortie du pus.

Abeilles et autres insectes à piqûres malfaisantes.— Presser doucement les chairs autour de la piqûre, puis frictionner la partie piquée avec un liniment fait avec huit parties d'huile d'amandes douces, et une d'ammoniaque. Si la piqûre est supposée malfaisante, c'est la cautérisation qu'il faut demander au médecin.

Aigreurs.— Une cuillerée à café de magnésie calcinée dans un peu d'eau sucrée, après chaque repas.

Aphtes. — Toucher ces petits abcès de la bouche avec le miel rosat seul, ou additionné de trois à quatre gouttes d'acide hydrochlorique, par cuillerée à café de miel rosat.

Apoplexie, ou coup de sang.— Desserrer les vêtements du malade, l'exposer à l'air, la tête élevée, le front couvert de compresses d'eau froide, les pieds dans l'eau chaude ; lavements laxatifs.

Asphyxie.— PAR LE CHARBON. Exposer le malade au grand air, aspersion d'eau froide sur le visage, frictions sur tout le corps avec le baume de Fioraventi ; faire respirer du vinaigre radical ou de l'alcali ; insuffler de l'air dans les poumons; lavement purgatif avec follicules sené et sulfate de soude, de chaque 15 grammes ; eau, demi-kilog.

PAR LA CHALEUR. — Déshabiller le malade, le placer dans un endroit frais; frictions sur tout le corps; insuffler de l'air dans les poumons, lavement purgatif aux follicules de sené et sulfate de soude, boissons acidulées.

PAR LE FROID. — Frotter le malade avec de la neige, le placer dans un bain froid, d'abord, ensuite dans un lit; et réchauffer le corps graduellement; insuffler de l'air dans les poumons; lavement purgatif; boissons acidulées, puis toniques.

PAR SUBMERSION (noyés). — Déshabiller le malade, le couvrir de laine, le coucher du côté droit, le corps un peu incliné, afin de favoriser la sortie des liquides et muquosités contenues dans la bouche et la trachée-artère, puis, au besoin, retirer le liquide de la trachée-artère et des bronches avec une seringue terminée par un canal en caoutchouc, la canule étant introduite dans une narine, tandis que l'autre narine et la bouche restent fermées. Pressions légères sur le ventre et la poitrine; frictions chaudes sur tout le corps ; pour réchauffer promptement le malade, insuffler de l'air dans les poumons; lavement purgatif, boissons acidulées (ne jamais suspendre le noyé).

PAR LE GAZ DES FOSSES. — Exposer le malade au grand air; eau froide vinaigrée sur le visage, frictions sèches sur tout le corps; faire respirer du chlore, ou eau chlorovinaigrée ; si le malade a avalé quelques liquides, provoquer le vomissement, puis boissons calmantes; synapismes aux jambes.

PAR STRANGULATION. — Exposer le malade au grand air, frictions sèches sur tout le corps, insuffler de l'air dans les poumons, faire respirer de l'eau chlorée; eau froide vinaigrée sur le visage, synapismes aux jambes.

PAR SUFFOCATION.— Un corps étranger est-il engagé dans les voies aériennes, incliner fortement en bas la tête du malade, et frapper quelques coups du plat de la main sur la région correspondante au point douloureux. Si le corps étranger est arrêté dans l'œsophage, essayer de le pousser dans l'estomac avec un poireau mince et huilé, ou une baleine flexible, au bout de laquelle est solidement fixée une petite éponge huilée.

NOTA.— Il est très-utile de posséder tous ces petits appareils peu couteux, dans le cas où le médecin serait absent, ou bien aussi dans le cas où il se trouverait plusieurs personnes à secourir.

Attaques de nerfs.— Voyez *Convulsions*.

Brûlures. — Graisser les brûlures avec le liniment oleo-calcaire, fait avec une partie d'huile d'amandes douces et huit parties d'eau de chaux; on recouvrira les parties graissées d'une couche épaisse de coton cardé qu'on fera tenir par une compresse et une bande.

Clou. — Voyez *Abcès*.

Coliques. — Infusions chaudes de tilleul ou de guimauve; cataplasmes et lavements émollients : si le malade est un enfant, on lui don-

TABLEAU N° 10 (*suite*).

MEMENTO DU PHARMACIEN.

Obligé de donner un conseil en l'absence du médecin.

nera en outre une cuillerée à café, matin et soir, d'un mélange de sirop de chicorée et d'huile d'amandes douces.

Contusions. Meurtrissure, déchirure de la peau. — Compresses d'eau de Goulard souvent renouvelées.

Convulsions. — Eau fraîche sur la figure, grand air, eau de fleurs d'oranger sucrée avec sirop d'éther, par petites cuillerées, synapismes aux pieds, frictions sur la colonne vertébrale avec le baume de Fioraventi.

Coqueluche.— Tenir l'enfant chaudement, boissons chaudes de mauve et coquelicot, sucrées avec sirop de Desessart; demi-looch simple.

Croup. — Faire vomir le malade en donnant par cuillerée à café du sirop d'ipécacuanha émétisé, cinq centigrammes d'émétique par trente grammes de sirop d'ipécacuanha; lavement purgatif; synapismes aux jambes.

Coup de sang. — Voyez *Apoplexie.*

Coup de soleil. — Graisser la partie malade avec du cérat, puis appliquer des compresses d'eau froide.

Coupures. — Laisser bien saigner la plaie, la laver ensuite, et en rapprocher les bords avec du taffetas d'Angleterre ou du diachylon.

Crachement de sang. — Tenir le malade debout ou assis; synapismes aux jambes; boissons aigrelettes, eaux hémostatiques.

Crampes. — Frictions d'huile camphrée, bains tièdes.

Crevasses, gerçures. — Couvrir les crevasses avec de l'onguent rosat, ou beurre de cacao liquéfié par la chaleur douce; lotions d'eau de guimauve.

Engelures. — Compresses d'eau-de-vie camphrée, de décoction de quinquina gris ou de chlorure de sodium; liqueur de Labarraque.

Entorse. — Aussitôt l'accident arrivé, plonger le membre dans de l'eau très-froide, et l'y tenir plusieurs heures; ensuite, compresses d'eau de Goulard.

Évanouissement. — Exposer le malade au grand air, lui faire respirer une odeur forte; aspersions d'eau froide sur le visage; frictions sèches aux extrémités refroidies; le malade ayant repris ses sens, lui donner quelques cuillerées d'une boisson fortifiante.

Épilepsie. — Ne rien faire respirer d'irritant au malade, l'exposer au grand air; compresses d'eau froide sur le front et la tête, puis bien veiller à ce que le malade ne se blesse d'aucune façon.

Foulure. — Voyez *Entorse.*

Hémorragie. — Placer sur le point d'issue un petit morceau de cire ramollie ou de sparadrap, puis exercer une compression. — L'hémorragie se fait-elle par le nez, compresses d'eau froide sur le front; bains de pieds synapisés; boissons froides au sirop de citron, faire aspirer par le nez de l'eau contenant un peu de tanin.

Indigestion. — Si la personne indisposée n'était pas malade avant, lui faire prendre quelques tasses d'infusion de thé.

Mal d'aventure. — Voyez *Panaris.*

Mal de gorge, esquinancie. — Boissons chaudes, émollientes et miellées; gargarismes au miel rosat; bains de pieds à l'eau salée; lavements émollients.

Migraine. — Compresses d'eau vinaigrée sur le front, silence et obscurité autour du malade; cataplasmes chauds aux pieds, infusion de tilleul.

Morsures d'animaux enragés.— Laver la plaie avec de l'eau salée, et la presser en tous sens; puis cautérisation, laver également les vêtements.

Panaris. — Cataplasmes émollients.

Piqûres par insectes, voyez *Abeilles.*

Piqûres par outils ou instruments. — Laver la plaie avec l'eau froide, puis cataplasmes émollients, ensuite cérat saturné.

Torticoli. — Frictions d'huile camphrée sur la partie douloureuse, puis cataplasmes émollients.

Varices.— Repos, puis compressions à l'aide de bandes ou d'un bas lacé.

Vomissements. — Boire souvent et en très-petite quantité de la limonade gazeuse ou de l'eau de seltz très-froide, puis bains de pieds synapisés.

Vomissement de sang. — Compresses d'eau froide sur l'estomac; mettre les mains du malade dans l'eau chaude; boissons aigrelettes au citron; synapismes aux jambes.

Paris. — Typographie de Gaittet et Cie, rue Gît-le-Cœur, 7.

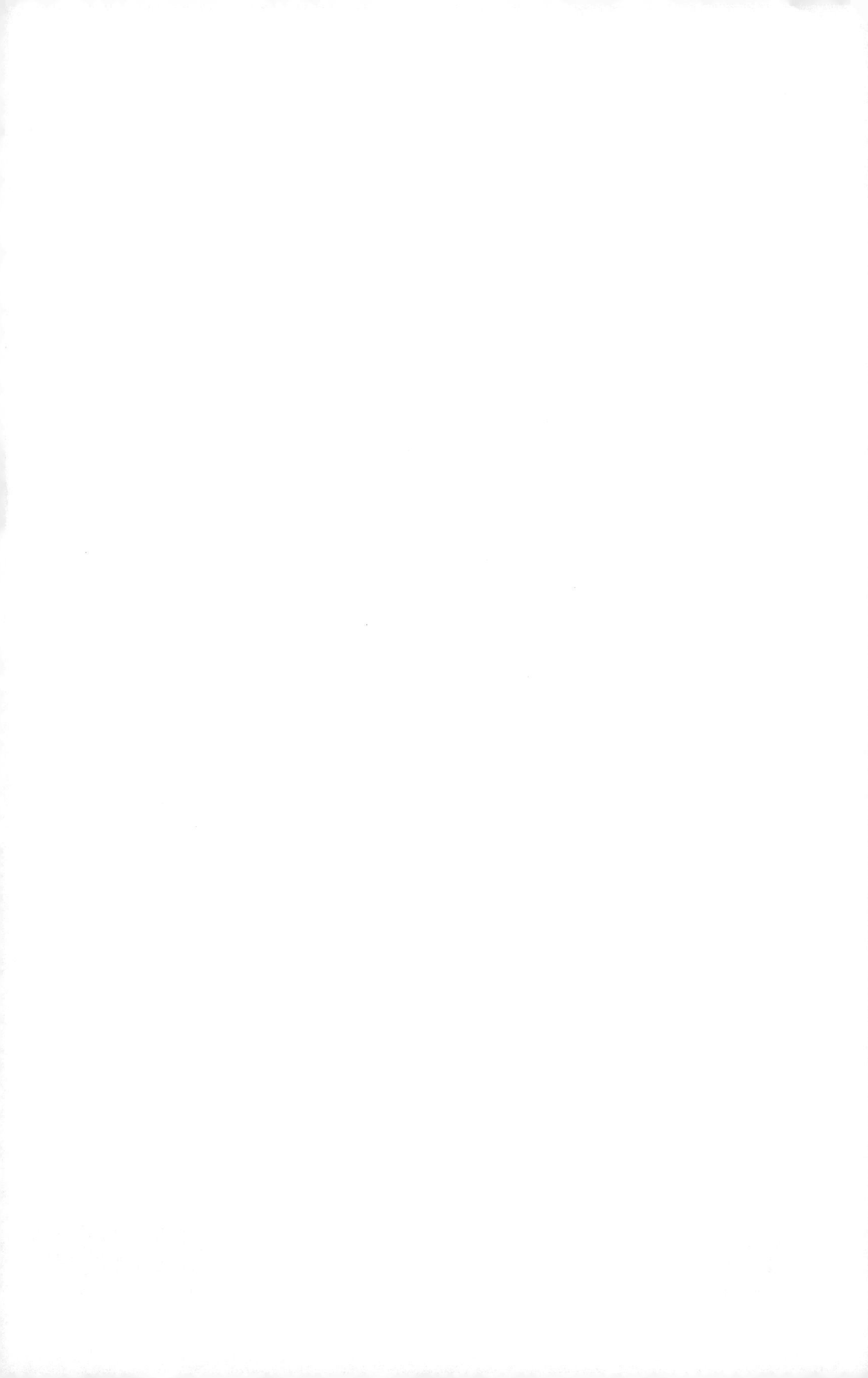

www.ingramcontent.com/pod-product-compliance
Ingram Content Group UK Ltd.
Pitfield, Milton Keynes, MK11 3LW, UK
UKHW021030220726
13924UKWH00001B/217